EAUX MINÉRALES

DE

MIERS-EN-QUERCY

(CARLSBAD FRANÇAIS)

SYNDICAT D'ÉTUDE

POUR

L'ACHAT DES SOURCES
ET LA RÉORGANISATION DE LA STATION
SELON LES DONNÉES MODERNES

PARIS

IMPRIMERIE PAUL DUPONT

4, RUE DU BOULOI

1904

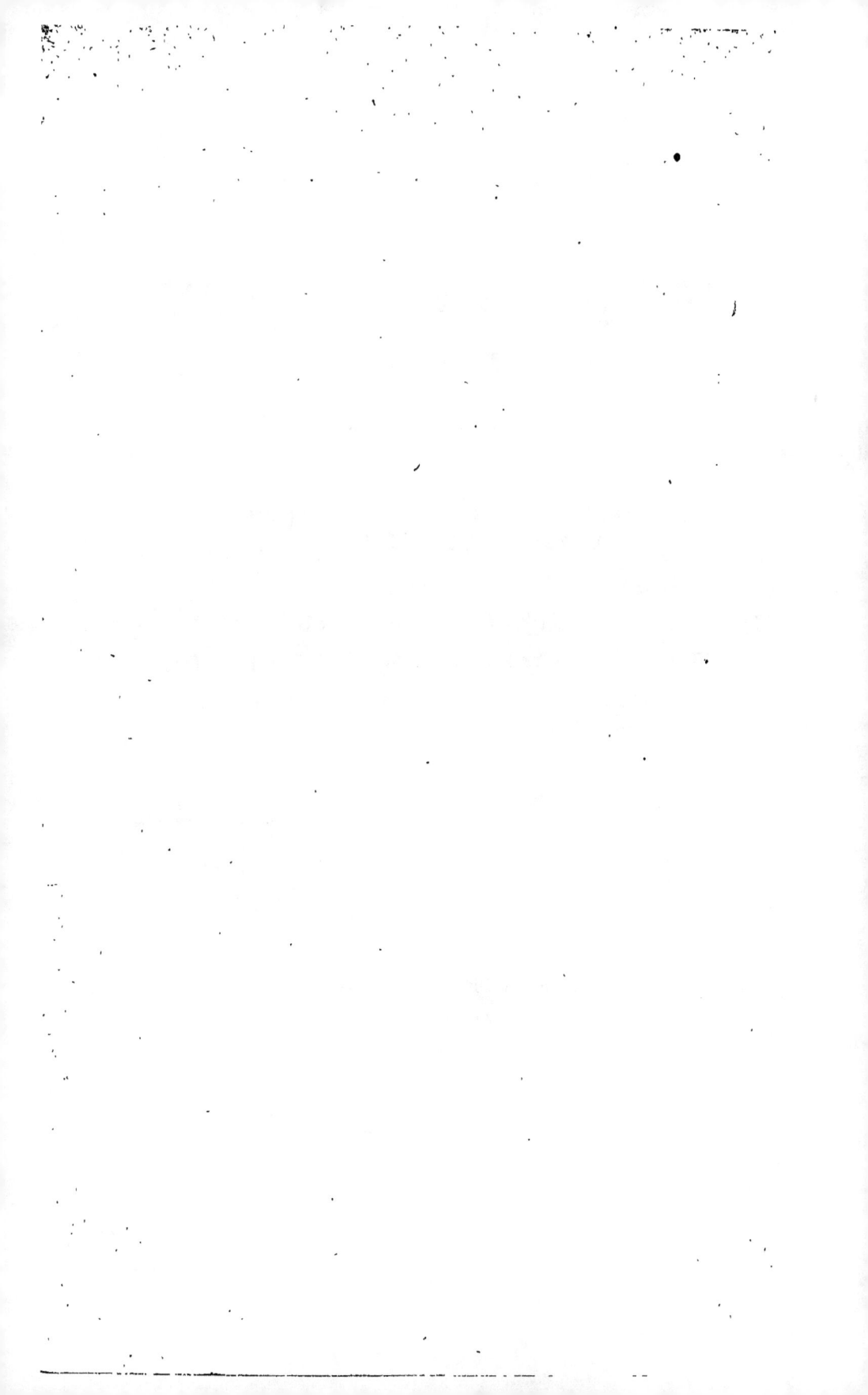

EAUX MINÉRALES

DE

MIERS-EN-QUERCY

(CARLSBAD FRANÇAIS)

SYNDICAT D'ÉTUDE

POUR

L'ACHAT DES SOURCES
ET LA RÉORGANISATION DE LA STATION
SELON LES DONNÉES MODERNES

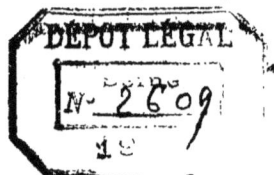

PARIS

IMPRIMERIE PAUL DUPONT

4, RUE DU BOULOI

1904

EAUX MINÉRALES

DE· MIERS,-EN-QUERCY

(Carlsbad Français)

———— ✦✦ ————

« L'eau de Carlsbad n'a pas, dit-on, de succédanée en France ; cela n'est
« pas exact. Nous possédons, dans le département du Lot, l'eau de Miers,
« qui s'en rapproche singulièrement et qui pourrait être appelée le« Carlsbad
« Français ». Cette eau me paraît appelée à grandir et à dispenser une
« grande partie des malades d'aller en Bohême. »

Dʳ CONSTANTIN PAUL.

(Rapport Général à M. le Ministre de l'Intérieur sur
le Service Médical des Eaux Minérales de France, 1887.)

I

La source de Miers est distante de 5 kilomètres de la station de Rocamadour (département du Lot), où s'arrêtent tous
les grands express de la ligne Paris-Toulouse.

Cette station minérale est avantageusement et anciennement
connue. La bibliographie médicale est fort riche à son sujet :
contentons-nous de citer le travail de Fabry (1), paru en 1624,
et, depuis lors, parmi les plus importantes études sur Miers,
celles de Méral (2), de feu le professeur Gubler, et plus récem-
ment de Barault (3), de Durand-Fardel (4), Lagasque (5),
Fraisse (6), Rotureau (7), Dujardin-Beaumetz (8), Labat,

(1) Fabry. — Eaux minérales de Miers, 1624. — Bucholz. —. Dictionnaire
minéralogique et hydrologique de France.
(2) Méral. — Dictionnaire thérapeutique et de Matière médicale.
(3) Barault. — Traité des Eaux minérales (1872).
(4) Durand-Fardel. — Traité thérapeutique des Eaux minérales (1862).
(5) Lagasque, médecin-inspecteur des Eaux de Miers (1867).
(6) Fraisse, médecin-inspecteur des Eaux de Miers (1880).
(7) Rotureau. — Dictionnaire de Dechambre.
(8) Dujardin-Beaumetz. — Dictionnaire thérapeutique et Clinique thérapeutique, tome I, 1885.

Crozat (9), Gresset (10). Le regretté Constantin (Paul), qui, plus tard, devint un buveur assidu, écrivait en 1887, dans son rapport général à M. le Ministre de l'Intérieur sur le service médical des eaux minérales de France : « Cette eau me paraît appelée à grandir et à dispenser une grande partie des malades d'aller en Bohême ».

L'eau de Miers appartient au groupe des sulfates sodiques fort peu nombreuses en France, où l'on ne compte que Miers et Brides, en Savoie. L'Autriche possède les deux célèbres stations de Carlsbad et de Marienbad. La composition chimique de l'eau de ces trois stations est fort semblable, ainsi qu'on peut s'en rendre compte par le tableau ci-dessous :

	Miers	Carlsbad Source Sprudel.	Marienbad Kreuzbrunnen
Sulfate de soude	2.675	2.405	3.873
Sulfate de potasse	0.061	0.186	0.054
Sulfate de chaux	0.950		
Bicarbonate de chaux. . . .	0.213	0.321	0.556
Bicarbonate de magnésie. . .	0.120	0.166	
Bicarbonate de soude. . . .	0.071	0.298	0.995
Bicarbonate de lithine		0.012	0.005
Bicarbonate de fer	0.037	0.003	0.040
Bicarbonate de strontium. . .			0.001
Chlorure de sodium.	0.020	1.298	1.237
Chlorure de magnésium . . .	0.750		
Borate de soude		0.004	
Phosphate de chaux		traces	traces
Fluorure de sodium		0.005	
Acide silicique	0.480	0.071	0.007
Alumine.	0.030		0.405
Matières organiques	0.015		0.008
Totaux. . .	5.422	5.769	1.181

Cependant il y a supériorité en faveur de Miers ; cette supériorité réside en l'athermalité de l'eau et ses moindres

(9) Crozat. — Thèse de Bordeaux (1888).
(10) Stagiaire de l'Académie aux Eaux minérales. — Compte rendu (1892).

proportions d'acide carbonique libre lesquelles, à Carlsbad, déterminent parfois des troubles congestifs assez sérieux, qu'on a vu aller jusqu'à la mort subite. A Miers, les sujets congestifs ou à système vasculo-nerveux éréthique n'ont rien à redouter, tout au contraire même, de la cure thermale.

La source de Rubinat, en Espagne, contient 100 grammes de sulfate de soude par litre, elle est donc infiniment plus riche que Miers et que la fameuse Sprudel de Carlsbad. Mais cette richesse est plutôt un inconvénient et constitue une dif ficulté à l'administration de l'eau de Rubinat qui, on le sait, à la dose d'un verre à liqueur, a une action intestinale trè-s marquée. Son administration, difficile déjà par la répulsion que provoque sa haute minéralisation, a de plus le désavantage de priver l'organisme du grand lavage qu'opèrent sur la masse des humeurs les eaux moins minéralisées : tel Miers

La cure se fait à Miers par l'absorption, dans la mati née et a jeun, de un à quatre verres d'eau (verres de 100 gramm es environ de contenance). L'efficacité de cette cure est depui s longtemps bien connue dans le monde médical des départements environnants, et c'est avec le plus grand avantage qu e l'on dirige sur Miers les personnes atteintes de constipation, d'atonie ou de catarrhes intestinaux, de congestions du foie, de stases des systèmes veineux porte et mésentérique et de troubles hémorroïdaires. Les maladies par hypo-nutrition, t elles la goutte et l'arthritisme, de même que certaines albuminurie s, les maladies produites par artério-sclérose, les affections co ngestives des centres nerveux sont justiciables de cette station.

A cette liste déjà longue, il faut joindre les ictères simples ou alcooliques, si toutefois dans ce dernier cas la dégénérescence graisseuse du foie ne s'est pas encore produite, et, enfin les maladies hépatiques si fréquentes dans l'Inde et la plupart de nos colonies.

Le docteur Fraisse a vanté leur utilité dans les céphalalgies et les migraines. Enfin, les troubles digestifs, dyspepsies gastriques ou intestinales, causes si habituelles de la neurasthénie, y sont habituellement guéris.

L'eau de Miers est claire et limpide, sa saveur est acidulée et nullement répugnante ; ingérée en petite quantité, elle développe l'appétit par excitation des fonctions digestives. A dose plus élevée, elle augmente les sécrétions gastro-intestinales, devient cholagogue et fortement laxative.

Nombreux sont les médecins qui considèrent comme indispensable de faire précéder la cure de Vichy par une saison à Miers.

II

Jusqu'à présent, et cela malgré la facilité croissante des moyens de communication (1), la clientèle de Miers est restée exclusivement régionale. Etant donnée la haute valeur curative de l'eau, il est étrange que la station ne soit pas plus fréquentée qu'elle ne l'est. En effet, un millier (2) de buveurs seulement y séjourne chaque année.

La raison directe de cette pénurie tient à la difficulté et même à l'impossibilité pour les malades des classes moyennes et élevées de la Société de se loger et de se nourrir convenablement à Miers. Le pavillon de la source est situé dans un vallon ombreux, frais et riant, mais à plus de deux kilomètres des villages de Miers et d'Alvignac, où l'on trouve uniquement des auberges et des pensions de village. L'absence de lavatory, salles de bains, etc., plus encore peut-être que le manque de confort de ces installations, effraie à juste titre certains baigneurs, qui — constatation fréquemment faite — reprennent le train le plus proche de celui qui les a amenés.

Mais même pour ceux que ne rebutent pas les installations sommaires des habitations de la région, reste encore l'inconvénient d'avoir à se transporter à la source, d'y faire un séjour

---

(1) La station de Rocamadour est distante :
    de 545 kil. de Paris, et la durée du trajet est de 10 heures.
    de 203 kil. de Toulouse,
    de 245 kil. de Bordeaux.
(2) Chiffres fournis par M. le Directeur-Gérant des Eaux de Miers et confirmés par M. Pons, arbitre au Tribunal de Commerce de la Seine, maire de Miers.

plus ou moins prolongé, selon la quantité d'eau à boire, et enfin de revenir au village pour le déjeuner.

On comprend que pour quelques-uns, et les femmes en particulier, ces promenades sont parfois pénibles, surtout qu'au retour la route est montante, et que, dans les jours d'été, la réverbération sur les causses du Lot augmente singulièrement l'incommodité de la chaleur solaire. Les jours de pluie, la route est encore plus difficile à effectuer ; et durant le séjour auprès de la source, comme il n'existe aucune véranda, aucun abri où le buveur puisse se promener, il est réduit à piétiner dans la boue.

Le service médical est sommairement assuré par la venue, une ou deux fois par semaine, d'un médecin de Gramat, ville éloignée d'environ 10 à 12 kilomètres. La direction médicale des malades est fort relâchée, et il ne faut s'attendre à trouver aucun menu de régime dans les hôtelleries actuelles. Ces éléments, portés à un haut degré de perfectionnement à Carlsbad et à Marienbad, n'ont pas peu contribué au succès de ces deux stations.

L'incurie proverbiale des habitants de la région et, peut-être aussi, le manque de moyens d'actions peuvent seuls expliquer cet état précaire. Aussi, métamorphoser cette station hydrominérale pour permettre aux malades de trouver en France ce qu'ils vont chercher à l'étranger, serait une œuvre patriotique et pleine d'utilité.

La chose est-elle possible ? Assurément et, pour ce il suffit :
1° de construire un hôtel à la source même ;
2° d'organiser la station en vue d'une cure sérieuse ;
3° d'édifier un casino.

Le projet d'hôtel, bâti sur des terrains nouvellement acquis, répond aux derniers desiderata de l'hygiène moderne. Chaque étage comprendra des chambres à un et deux lits, avec ou sans salon, mais toutes avec cabinet de toilette, w-c. et salle de bains, éclairage électrique, etc. De plus, salon de conversation et de lecture, fumoir, table d'hôte et de pension avec menus de régime, surveillés chaque jour par le médecin attaché à la station. Le restaurant prendra tout de suite une

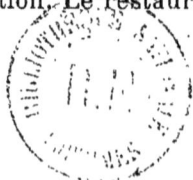

réelle importance, car les buveurs, domiciliés dans les villages environnants, seront heureux à certains jours de pluie ou de chaleur excessive de trouver un déjeuner à proximité de la source. Il en sera de même des multiples (1) visiteurs du Gouffre de Padirac et autres curiosités géologiques dont la région est si riche. L'hôtel est en effet situé sur le chemin de la gare de Rocamadour au Gouffre de Padirac; il sera donc un asile tout indiqué aux excursionnistes. Du reste, les excursions aux alentours de Miers sont intéressantes et nombreuses; bornons-nous ici à l'énumération des principales :

Village de Rocamadour (*célèbre pèlerinage*) : 8 kilomètres.

Saut de la Pucelle : 6 kilomètres.

Moulin du Saut : 7 kilomètres.

Naissance et bords de l'Ouysse : 14 kilomètres.

Château historique d'Assier : 20 kilomètres (chemin de fer).

Aynac : 20 kilomètres.

Jetée et panorama grandiose du cirque d'Autoir : 10 kilomètres.

Gouffre de Padirac (1) : 4 kilomètres.

Grottes de Presque : 15 kilomètres.

Château historique du VIIIe siècle de Castelnau : 20 kilomètres.

Ruines du château de Taillefer : 12 kilomètres.

Château et ancienne abbaye de Carennac (habité par Fénelon) et Ile de Calypso, usine électrique (2) : 10 kilomètres.

Cirque de Montvalent et château : 10 kilomètres.

Trou de roc de Cor : 3 kilomètres.

Grottes de Réveillon : 4 kilomètres.

Château du Pic de la Mirandole : 12 kilomètres.

Château Renaissance de Montal : 20 kilomètres. A côté : Tours de St-Laurent.

Château de Cavagnac : 25 kilomètres.

(1) 12 mille Touristes ont visité Padirac en 1903 (chiffre communiqué par la Société de Padirac).
(2) Le fil passe à portée de la station hydro-minérale et lui fournira lumière et force motrice.

Château historique de Turenne : 35 kilomètres (chemin de fer).

Grotte de Saint-Sol-Belcastel.

Au sujet de cette dernière le *Messager de la Corrèze* (Mai 1902) s'exprime ainsi :

« Après une descente de 80 mètres, M. Viré, du Muséum de
« Paris, se trouva dans une vaste caverne aux stalactites admi-
« rables et dont la lumière du magnésium révélait le splendide
« éclat. Cette caverne est divisée en plusieurs vastes salles,
« toutes plus belles les unes que les autres, si bien qu'au dire
« de M. Viré, la caverne sur laquelle débouche l'aven de
« Saint-Sol-Belcastel, mérite de prendre rang parmi les six
« premières du monde. La hauteur approximative des voûtes
« varie entre 20 et 40 mètres ; le nombre des salles principales
« est de dix ; un lac se trouve au centre de celle « du Bap-
« tistère. »

*(Lire sur ces curiosités spéologiques le livre de M. Martel et
la conférence faite au Collège de France en 1904, par M. Viré.)*

Le capital nécessaire pour ces aménagements peut-il trouver une juste rémunération? Certainement, tant dans le rende-
ment des différents services susmentionnés, que dans le
développement de la vente de l'eau.

Actuellement la source exporte 31.000 litres d'eau (*). Le
débit de la source étant de 800.000 litres on voit quelle puis-
sante ressource est à la disposition d'une entreprise finan-
cière.

———————

(*) Année 1898 : 29.683 litres ; année 1899 32.549 litres ; année
30.230 litres ; année 1901 : 31.041 litres expédiés.

Un *Syndicat d'Étude* s'est rendu acquéreur de tous les terrains situés en face la Source, sur lesquels s'élèveront l'Hôtel et le Casino.

La disposition en bois et prés, coupés d'un petit ruisseau, permet le tracé immédiat d'un vaste parc.

Le *Syndicat* a, en outre, pris des options sur les sources; aussitôt qu'il aura réuni la somme nécessaire pour réaliser l'achat, il se transformera en Société anonyme. Dès son début, cette Société distribuera un dividende puisque la station a déjà une clientèle. L'accroissement du revenu actuel se réalisera par la location de portions de terrains avec charge d'y construire Hôtel et Casino répondant aux besoins des baigneurs et des touristes.

Des pourparlers sont déjà engagés à ce sujet.

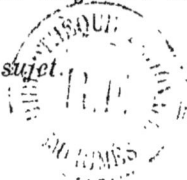

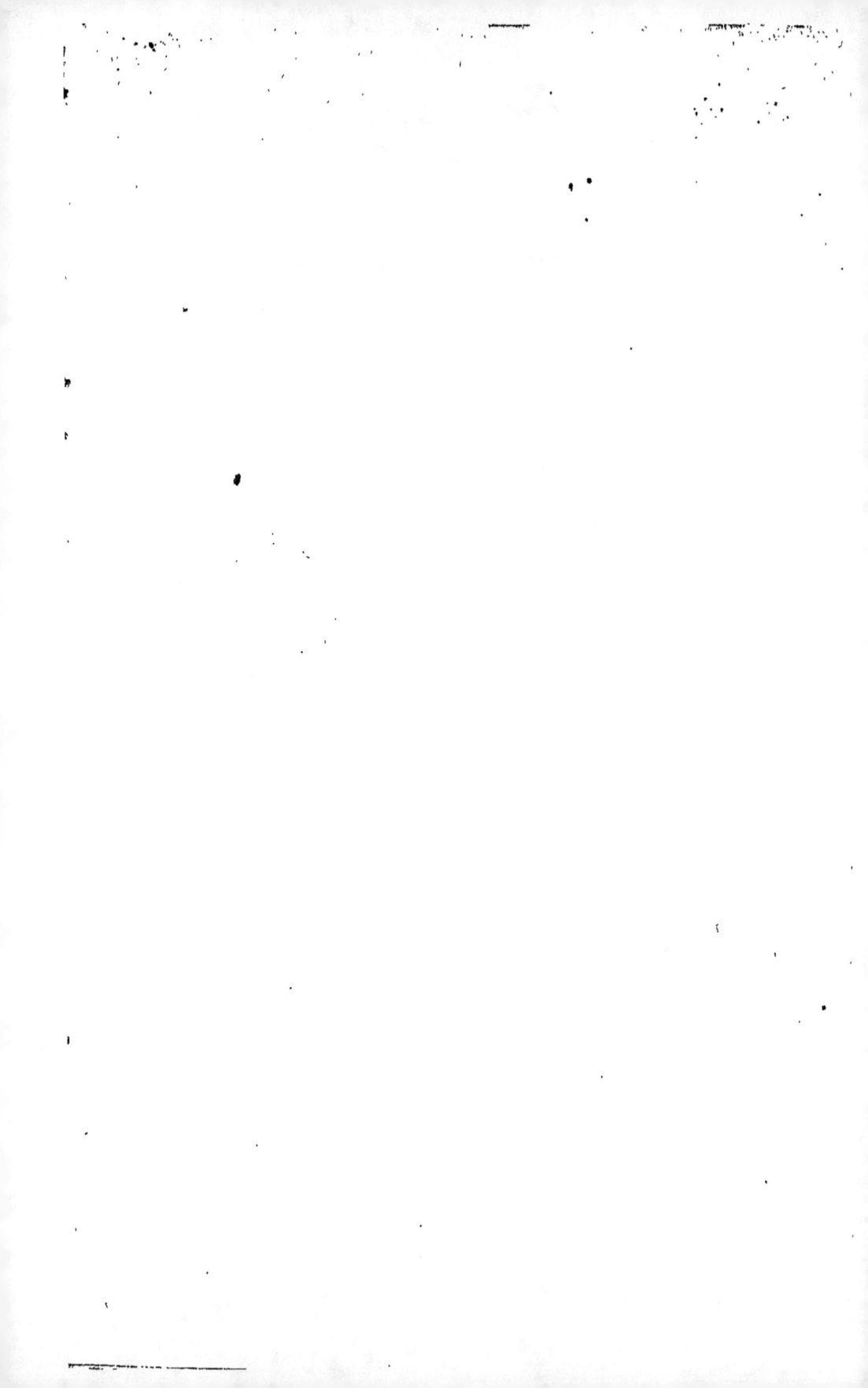

Imprimerie Paul Dupont, 4, rue du Bouloi, Paris.

203